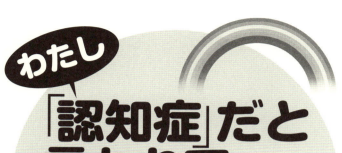

# わたし「認知症」だと言われてしまいました

著 藤本 直規・奥村 典子

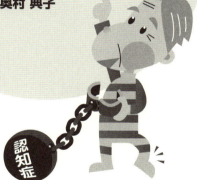

株式会社 ワールドプランニング

# はじめにの言葉にかえて

本書を読む前に以下の言葉を読んでみてください．
ここには認知症を患った人たちの偽りのないこころの言葉が並んでいます．その言葉から，認知症とはなにか，認知症とどのように向き合えばよいのか，認知症に対するケアとはなにか，なにをすればよいのかを考えるひとつの要素としていただければ幸いと思っています．
また本書は，認知症であるといわれたご本人に読んでいただければと思い記させていただきましたが，是非，ご家族，そして介護に携わる人たちにも読んでいただきたいと思っています．

聞きたいと思っても，言い出せなかった．
悪いことしか考えられなかったけど，笑って，サラリと説明を受けたら，あれほどくらい気持ちになっていた自分に対してお疲れさんっていう気持ちになった．

知らないことほど人を不安にさせるんやね．（N）
何だかすっきりした．
なにに向かってこれから頑張ればいいのかがやっとみえた．
病気になったこともつらいけど，なにを目標にして生きればいいのかわからずに生きている毎日ほどつらい時間はなかったから（I）

間違ってることをなにもいってくれへんのは，どうでもいいと思ってるからと違うか．
指摘されて腹を立ててるのも事実やけど，間違いをそのままにしておかれると，なにが正しいのかがわからなくなる．
私らが傷つくから？ いわへんって？ そんなこといって，あんたたちが楽になろうったってあかん．（I）

忘れて，わからんことが増えてきた．
この先どうなるかわからんけど，話して，冗談いって，笑って，どうなろうが，それでも「何とかなる！」とおまえたちはいえよ．（M）

もう，任せているんや，俺はここに来たらいいだけや．
わからなければ話が聞ける，答えがもらえる，この関係は力強い．（M）

自分が正しいことばかりをいっているのではない．
間違ったことを思い込んで話したり，記憶が曖昧でそのときの解釈で話していることだってある．（O）

説明をしてくれないと，やらされていると感じてしまう．
それは普通のこと．
でも，説明を聞いたら，前向きになれる．
これも普通のことや．（O）

いまはその話じゃなかったよ！
それをいってくれるから話せる．
その修正がなかったら，自分は正しいと思い込んで話してしまうことになる．（U）

認知症の人だから多少間違ってもいいと思われるのが本当に正しいのか．
そんな風な印象を聞き手に与えてしまうのなら，それ

は哀れみなのか．（U）
認知症と診断を受けた自分たちに，それだけの期待をするな．
それよりも，病気でないあんたらが自分たちをみて必死に考えるほうが何倍も近道だ．（U）

これから先のことをだれもストレートに教えてくれなかった．
私の病気は説明ができないほど難しいのかと不安だった．
でも，少し話を聞いたら，急になにかが変わるわけでもなく，自分が自分でなくなるものでもないと知ったので，久しぶりによく眠れた．　　（N）

隠される病気になったんだと思った．
でも，話を聞いたらできることはあると思った．
「きついというなぁ～」と思うけど，真剣に考えてもらえていると強く感じた．（T）

人間としていってはいけないことを口にしてしまっているのか．覚えがない．
でも，知らせてくれてありがとう．

同じことを繰り返さないように，できる限りの意識はする．
それを忘れないようにしてみるから．
いま，このことを知らされて，すごいショックやけど，黙っていられたほうがもっとショックやから，きちんと話してくれてありがとう．（O）

聞くまで知らなかった．
聞いてからは，なにをしたらいいのかが考えられるようになった．
少しだけど，この先のことを考えようと思えるようになった．（K）

話をすることがいけないような気持ちだった．
なにか大変なことを自分がしたのかと思えてこわかったけど，いまは違う．
病気だと聞けて安心した．（Y）

平成 28 年 1 月

藤本　直規

奥村　典子

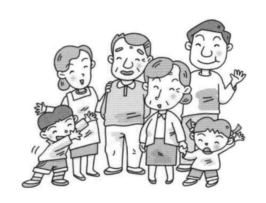

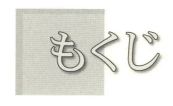

はじめにの言葉にかえて……………………………………… 3

1. この認知症という病気を知らなければいけません……  13
2. あなたから医師や支援者と向き合ってください………  14
3. この病気は残念ながら治らないのです………………  15
4. 何度も同じことを聞いたり，話したりしているのです…  17
5. 日付や時間，場所がわからなくなっているのです……  21
6. 意欲的に段取りよく動けていないのです………………  24
7. 生活の基本的な行為がしづらくなっているのです……  27
8. 見え方が変わっているのです……………………………  29
9. 言葉が出づらくなったり，違う言葉で話したりして
   しまうのです…………………………………………………  31
10. 心も体も日によって調子が変わっているのです………  33
11. 見えないものが見えているのはあなただけなのです…  37

| | | |
|---|---|---|
| 12. | だれかが盗ったのではないのです．ほとんどの場合，あなたがどこかへ片づけているのです……………………… | 40 |
| 13. | 道に迷うことがあるかもしれません………………………… | 44 |
| 14. | 人に手をあげたり，ひどい口調で言葉を言い放ったりするかもしれません………………………………………… | 47 |
| 15. | 身体にいろいろな変調を感じると思います……………… | 49 |
| 16. | 自宅にいながら，家に帰りたいと思うことがあります… | 52 |
| 17. | 毎日介護をされててもだれかがわかりません………… | 54 |
| 18. | いろんなものを集めたり，ほしいものを我慢することができません…………………………………………… | 56 |
| 19. | 汚れた物を隠したりします………………………………… | 58 |
| 20. | 毎日同じ時間に同じような行動を繰り返すことがあります……………………………………………………… | 60 |
| 21. | あなたのなにかが悪いから認知症になったのではありません……………………………………………………… | 62 |
| 22. | 認知症になってもできることはたくさんあります……… | 64 |
| 23. | 工夫次第で何とかできます………………………………… | 66 |
| 24. | これから先もあなたは生きていくのです………………… | 68 |
| 25. | ご家族の気持ちを理解します……………………………… | 69 |

わたし「認知症」だと
言われてしまいました

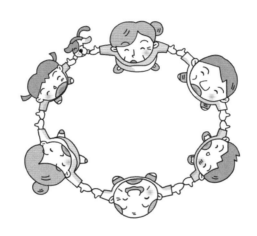

#  この認知症という病気を正しく知らなければいけません

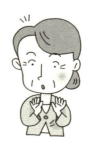

始まりは，あなた自身がなにかおかしいと感じて動き出したことなのでしょう．
何度かの診察や検査を受けた後のいまのあなたは自分の病気をきちんと知っていますか．
そして，これから治療に向き合うなかで，あなたはその中心にいますか．
あなたが出会った人たちは，あなたにきちんと病気のことを話したでしょうか．
まず，認知症と診断されたことを，あなたの目をみて，きちんと話しましたか．
あなたはあなた自身の病気について，勇気をもって知ろうとすることから始めてください．

あなたから医師や支援者と向き合って
ください

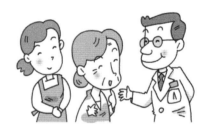

診断がついて,悲しく不安でいっぱいであることは想像ができます.

しかし,いまのあなたはそこにとどまっていてよいのですか.

あなたの病気について,あなたが知りたいと意思表示をし,医師をはじめ,さまざまな支援者と向き合うべきです.

向き合ってもらうのではなく,自分の意志で動き出すのです.

いつまでも,受け身でいるのではなく,あなたの病気なのだから,あなたがどうしたいかということをできるだけ明らかにすることから始めてください.

この病気は残念ながら
治らないのです

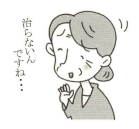

いまの段階では，認知症は完治しないということをあなたはもう聞かれていますね．
説明を聞かれたり，あなた自身が調べたりされたのかもしれませんね．
もう一度お話しをします．
スピードにこそ違いはあると思いますが，病状は進行していきます．
いまの段階ではそれが変わることのない現実です．
だからといって，「なにもかもができないようになるわけではありませんから，頑張りましょう」などという，言葉をあなたにここで届けようとは思っていません．
それはもうすでに，あなたはたくさんの人たちから聞

いているはずですね．

ここで，もう一度あなたに確かめたいのは，治らない病気だということを「知っていますね」ということなのです．

でも一方で、診断されてすぐに、薬の治療やさまざまな生活の工夫，さらに仲間と活動する場所などへ参加することで、診断後の長い期間を病状の変化もありながらも自分らしく生きている人はたくさんいらっしゃいます．

どうぞ，いまからの1歩を踏み出す前に，あなたのなかで，治らないということを知り，そして，受け入れてください．

それをあなた自身で確かめられたなら，これから先，いくつもいくつものできないことに直面しても，きちんと前に進むことができると私たちは信じています．

否定をし続けながら先へ進むことのほうが何倍も苦しいことなのです．

何度も同じことを聞いたり，話したり
しているのです

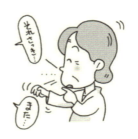

多くのみなさんが「さっき聞いたよ」「何度も同じこと いって」などと周囲からいわれたことはありませんか．
まず，最初に伝えたいことは，それはあなたが悪いとか，間違っているということではないのです．
ただ，周囲の人が事実でないことをいってあなたを責めているのでもないのです．
確かにあなたは周囲の人に同じことを繰り返し話したり，聞いたりしているのです．
なぜかというと，それが，あなたが「話した」ということを覚えておくことができない，記憶障害といわれる認知症の症状だからです．
認知症は身体のどこかが痛むというようなわかりやす

い症状で気がつくのではなく，何度も同じことを聞いてしまうというような生活のなかでの不具合に気がつき，受診をしたことで診断を受けることができます．
おそらく，いまこの本を読んでおられる人たちは皆さんそうですね．
病院へ行こうと思えたきっかけとして考えれば，あなたが何度も同じことを聞いたり，話したりしたことによってだれかがいつもと違うなと気づき，診断を経て，治療が始まったのだと思います．

ここで大切なことは，「何度も同じことばかり！」といわれたことを気にして今後,「話さないでおこう」と思わないことです．
たとえ「同じことをいっているかもしれない…」と思ったとしても，そのときのあなたの気持ちを言葉にしてください．
話せる，ということを実感することはとてもいいことです．
たとえ，そのやり取りが「何回同じことをいうの！」「何回も同じこといってない．いまが最初だ！」と腹が立ってしまうやり取りであったとしても，だんまり

で過ごすよりは心も体も元気になるのです．
家族なのですから，ときにケンカをするのも普通のことでしょう．
仲間同士でときに言い合いするのも普通のことですね．
ひとまず，そう考えるようにしてくだされば，「話せる」ことがとても大切に感じられるはずですね．

ただ，すべての記憶が一気に消えてしまうものではないので安心してください．
忘れやすいのは「いま」のことです．
まず，「いま」のことをどこかに書いておきましょう．
書き記す場所や物は必ずわかりやすいものにして，ひとつに決めてください．
カレンダーや手帳，ボードなど．

ここで，気をつけたいのは，忘れそうだから，心配だからといって，いくつもの場所や物に書き残そうとしないことです．
いくつもの場所をもってしまうと，覚えにくいことになりますので，ひとつに決めることから始めてください．

頭で覚えようと必死になるのではなく，書いたから大丈夫，私はわからなくなればこのカレンダーをみればいいんだということを覚えてください．

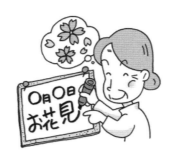

日付や時間, 場所がわからなくなっているのです

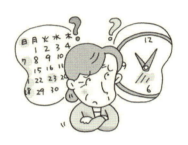

「今日は何日だろう?」と考えると,「わからない」という経験はしていますね.
そのときにあせってしまうと余計にわからなくなって, わからないことを隠すために「そんなこと関係ないわ」「人を試すように聞くな」などと腹を立てていませんか.
確かに, 聞いているご家族は, あなたを試しているのかもしれませんね.
でも, それは「今日は答えられたらいいな」という, あなたを心配しているからこその質問なのです.

あなたが診断を受けたことで心配や不安なことがたくさんあるのと同じように, ご家族も, 日付が「答えら

れた」「答えられなかった」という，ささいなことを手段として，あなたの病状を毎日心配して，今日の状態を知ろうと一生懸命なのです．
そんなご家族の気持ちもあなたは理解しなくてはいけません．
だから，あなたとご家族の両方が安心できるためにも，日付や時間，場所などをきちんと確認する習慣をつくってみましょう．

あなたが毎朝，「今日は何日何曜日？」と聞かれるとしたら，それはイライラしてしまうことでしょうね．
でも，「今日の日付や曜日をそのカレンダーでみてね」や「新聞で日付確認してね」といわれたらどうですか．
それも，食事の準備をしながらだったり，テレビの朝のニュースをみながらだったりと，普通の日常会話としてご家族があなたに声をかけたとしたなら…．
おそらく，それでも「いわれなくても新聞は読む！」といい気持ちはしないといわれる人もいらっしゃることでしょう．
でも，そこはあなたが受け入れなくてはいけないことだと思ってください．

この言葉があるから，あなたは意識することができ，またそれを続けることで，あなたの習慣になっていくのです．
認知症と診断がついたからといって，すべてが覚えられないわけではないことと，覚える工夫と少しの助けが必要だということを知ってください．

習慣づくりの方法はいろいろあるのですが，原則は簡単なことを毎日続けることです．
朝起きたら，紙に書いてあるスケジュールを読んでもいいのです．携帯電話や時計のアラームをセットしておいてもいいのです．
いく度となくそれを確認するのは，最初に書いたようにあなたが忘れてしまっているからですが，それは気にしなくてもかまいません．
それよりも，あなたが心と体を動かしながら，日付や時間，場所という「だれもが頼りとする見当」をつけられるようになることが重要なのです．
日付や時間，場所などがわからないということも認知症の症状のひとつで，見当識障害といいます．

意欲的に段取りよく動けていないのです

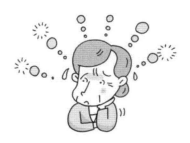

物事が順調に進まないと，イライラしてしまうとか，途中で投げ出すとかは認知症と診断されたから始まるものではありませんね．
これは職場でも，自宅でも多くの場面で，だれもがぶつかっている普通の現象ですね．
あなたが，最近，物事の段取りが悪いと感じているのはこれらと同じことなのです．
そしていままでなら，気分転換をしたり，助言を求めたり，手法を変えたりなどいろいろなことを試してその場を乗り越えてこられていました．
しかし，認知症と診断を受けたいまのあなたは，気分転換をしよう，助言を求めよう，手法を変えようとい

うことが頭に浮かばなかったり，考えついたとしてもどれを選んだらよいか，という判断する力が低下しているので以前のようには事は進んでいきません．
その結果，すべての段取りが悪く，面倒になり，なにかをする意欲がわかなくなってきます．
これが顕著に現れるとアパシー（意欲低下）という症状へとつながり，心も体も健康を失ってしまいます．

人の活動には段取りはつきもので，行動には順序があります．
次の順序に移るには，いま行ったことを覚えていて，判断して，それから次の手順に移ります．
その繰り返しで活動が達成されていくのですが，認知症の症状で理解力や判断力が低下し，さらには，いま行ったことも忘れやすいとなると，いくら段取りよくしようと頑張ってもできなくて当然ですね．
ただ，活動の始まりがわかればできることも多いので，そのためには，ご家族からの助け舟だったり，読んで気づけるメモだったり，メモがある場所がわかることであったりという工夫が必要になります．
いちばん簡便で欠かせない工夫は「書くこと＝読むこ

と」で行動のヒントを得るようにしましょう．
文字に書いて，わからなくなればそれを読むということが，いまの自分に必要なのだとあなた自身が自覚をして，事前に自分でヒントづくりをしてみるのもひとつです．

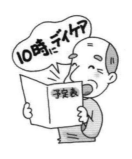

## 生活の基本的な行為がしづらくなっているのです

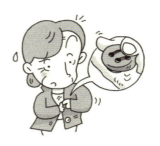

ネクタイがうまく結べない,エプロンのひもが結べない,ボタンやファスナーに時間がかかるなど,生活のなに気ない動作で不自由さを感じるようになることがあります.

これは運動機能には問題はなく,麻痺などの症状もないのに一連の動作ができにくくなる症状で失行といいます.いますぐに,全員にみられる症状ではありませんが,病状の変化とともにみられるようになってきますので知っておいてください.

あるとき,あなたがそのような症状に気がついたら,まず,ゆっくりと時間的に余裕をもつことを心がけましょう.

なにもなくても急ぐとボタンの掛け間違いなどを起こしますから，やりづらさを感じたのなら急いではなおのこと，できることもできなくなります．
時間的な余裕をもったうえで，自分でできるところは自分で頑張り，どうしてもできないところはご家族に頼んでみましょう．
ここでのポイントは，できなくなったことに執着してしまい，長い時間をかけて取り組もうとはしないことです．
自分の頑張りだけでは何ともならないところがあることを知らないといけません．
そこで頑張れたとしても，疲れ切ってしまい，次の動作へと移れなければ，あなたにとってはマイナスの結果となるのです．
それよりもできない部分だけを補ってもらえば，その先に続く行動に支障をきたすことは少なくなります．
自分で自分の限界を見極めるということです．

見え方が変わっているのです

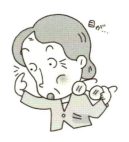

視力に変化はないのに，見たものが正しく認識できないで，階段を踏み外しそうになったり，明るい所から暗い所へ行ったときに落ちてしまいそうに思ったりします．これを失認と言いますが，このような症状を自覚したとき，多くの人が視力が落ちた，メガネが合わないなどと思います．

もちろん，そのようなこともあるので眼科で調べてもらうことも大切ですが，それに問題がなかったとしたら，失認の症状ではないかと思ってください．

この症状は，立体的なものが平面にみえたり，ものをつかむことができにくくなったりと，失行と同様に，基本的な生活動作に支障を来すことになりますので，

物事には余裕をもって行動するようにしてください．また，足元の安全にも意識をして，転倒などにも注意してください．

この場合，ご家族や周囲の者にはあなたにはどのようにみえているのかを正しく理解することはできませんから，言葉で表現するようにしてください．

たとえば，玄関先の黒い足拭きマットをみて、それを床に穴が空いてると間違えて、「落ちてしまいそうに思う」と部屋の入り口で足がすくむのであれば，それを伝えてください．

そうすることで，ご家族たちはあなたに起きていることを認識して，「落ちないから大丈夫」と手を差し伸べるでしょう．

そのときあなたは，「落ちるようにみえているんだから！ 動けない」と思うのではなく，ご家族のいうとおりに1歩を踏み出す勇気をもってください．

自分に起きている症状を正しく言葉にして伝えるということが，このような症状がみられたときにあなたがいちばんにするべきことです．

言葉が出づらくなったり，違う言葉で話したりしてしまうのです

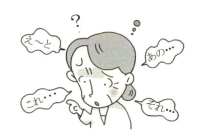

多くが，「あの」「それ」「これ」という表現が増え，自分でもなにをいいたかったのかを忘れてしまうことがあります．
また，そんな自分にいらだちを感じてしまうことも少なくありません．
大切なコミュニケーションの手段が上手く使えないようになってしまうのですから，生活にも支障を来すことは多く，あなたも元気をなくしてしまいます．
また，指はリンゴを指していて，あなたはリンゴを食べようといっているつもりなのに，あなたの口からは，ミカンを食べようという言葉が飛び出してしまったりすることもあります．

それを聞いた家族や私たちは,「ミカンじゃなくてりんごじゃないの？」と問いかけると思います.
もちろんあなたは, リンゴといっているつもりですから, さっきからいっているのにと苛立ちを覚えるかもしれませんね.

コミュニケーションには言葉も大切なひとつですが, たとえ言葉で伝えることができにくかったとしても, あなたには明るい笑顔, 安心の表情, 満足の頷きなど, たくさんの自分を表現する力があるのです.
言葉ではない, 全身で表現するコミュニケーションを, 家族や私たちと繰り広げていきましょう.
言葉が出ないことと同時に, すべてのコミュニケーション手段をあなたのほうから, 遮断してしまわないことを約束してくださいね.

心も体も日によって調子が
変わっているのです

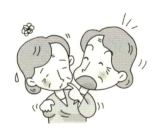

人は病気でなくても,日によって,時間によって,調子が変わることは少なくありません.
それは睡眠であったり,疲労感であったり,人とのやり取りであったりなど,たくさんの出来事や取り巻く環境などが心と体に影響を及ぼしています.
そして,多くの人は,この変動を自分で調整しながら,日常の生活を維持しているのです.

一方,あなたが診断を受けた認知症では,あなたの生活のしづらさを強めてしまうような心と体の変化をみせる症状があります.
そして,この変化をあなた自身が鋭く実感して,何と

かしようとするのですが，どうにもすることができない結果に至っていることが多いはずです．

たとえば，「今日は頭が痛い」「いまは食欲がない」「昨夜は眠りが浅かった」など体の不調，「気持ちが落ち込む」「やる気が出ない」など心の不調，反対に「頭が晴れた」「ごはんがおいしい」「人と話したい」など，体も心も快調でとても活動的になるなど，さまざまな変化が起きてきますが，これはどれもあなたが意識的にしていることではありません．

この，「移り変わりがある」ということ自体が「心と体に変化をみせるという症状」なのです．

ですから，「自分が怠けているのでは」「もう少し頑張れば元気が出るのでは」と自分を追い詰めた考え方をするのではなく，症状なのだと，まず正しい認識をもつようにしてください．

そのうえでどのようにこの症状と付き合えばよいのかを考えてみましょう．

最初に書いた，健康な人でもさまざまなことで調子に変動はある，ということとの大きな違いは，「自分で調整」することができにくいということです．

特に不調なときと好調なときとの様子は随分と違いま

すから，ご家族も「変動」にはとても気がつきやすいのですが，逆にあまりにも調子がよいときを知っているだけに，調子が悪いときの様子が理解できずに叱咤激励を続けたりしてしまうということにもなりがちです．
そうするとあなたはいいようのない怒りや不安を感じて，余計に調子を崩してしまうという悪循環を経験するのです．
ここで大切なことは，あなた自身と，あなたといっしょに生活をする人たちが，同じようにこの症状を理解をするということです．
それは「頭が痛い」という一つひとつの症状を理解するのではなく，「心と体に変化をみせるという症状がある」という大きな理解です．
大きな理解が大切だというのは，訴えとして聞かれる一つひとつの症状は千差万別で，表現や感じ方にも違いがあり，例を挙げることはできても，限定した症状の様子としてはわかりにくく，人それぞれだからです．

だからといって，あなたからの訴えがすべて大切ではないとはいっていないのです．

たとえば「首筋が熱い」ならアイスノンで冷やしてみることで少し改善したり,「どうしようもない眠気が昼間にある」なら1時間を限定して眠ることで覚醒して活動ができるなど,できることはたくさんあるのです.細かなことでもきちんと話すようにしてください.

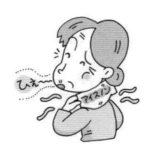

## 見えないものが見えているのは
あなただけなのです

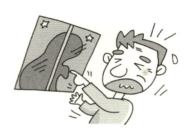

そこに人影が見えたり，隣に子どもが座っていたり，窓から動物が見えたりすることがあるとしたら，それは，あなたが診断を受けた認知症に多い症状で幻視といいます．
文字のとおり，あなたには幻が見えているのです．
おそらく，あなたも最初は驚かれたと思いますが，繰り返すうちに幻なので怖くないことや，なにかのきっかけで消えることなどを経験され，心構えができてきたのかもしれません．

一方，この症状を経験したことのないあなたは，ここまでを読まれて驚かれたことでしょう．

前述のように，認知症には幻視という症状を特徴的とする種類もありますので知っておいてください．
見えないはずのものがもしも見えたなら，初めてのときはパニックになるのか，見間違いだと思い忘れるのか，それは人それぞれだと思いますが，ひとつお伝えするとしたら，実際のことではないので，できる限り落ち着くことです．
そして，その様子を隠さずご家族や診察時に話すようにしてください．
あなたに起こっているさまざまなことが，診断の手がかりとなり，それが薬の調整など治療にたいへん役に立つのです．
そのときの状況などをあなたが覚えているままに話してくださることで，そのための対処を考えたり，生活の工夫をしたりもしていきます．
ご家族もあなたが話していることが嘘だとは思わず，病状の変化ととらえて冷静に対処されるはずです．
ご家族には，あなたが幻視のお話をされたときは，「私には見えないけれどあなたには見えているのね」とあなたの訴えを受け入れながらも，実際の事実は伝えるようにしてくださいと話してありますから，あなたは

その言葉を否定されたととらえずに,「実際はいないといっているんだから安心」と受け止めるようにしてください.

まずは,あなたが見ていることや感じていることなどを,すべて言葉にして私たちに伝えてください.
そうすることで私たちは,あなたと共にいることができるのです.

患者であること,家族であること,治療者であることなどの垣根はなくし,そして,認知症という病気も共にあると受け入れながらいっしょにやっていきましょう.

だれも盗っていません．ほとんどの場合，あなたがどこかへ片づけているのです

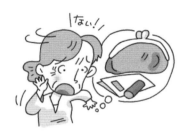

「ここへ置いたはずなのにない」
「また，お金や通帳がなくなった」
と，ある日突然に大切なものがなくなり困ることはありませんか．
いつも片づけている引き出しを開けても，思いつく場所を探しても見つからない．
そのようなとき，だれでも，「ひょっとしてだれかが盗った？」「だれかが私の知らない間になにかをしたのかもしれない」と，思ったりします．
それが認知症と診断を受けたあなたなら，正しく思い出すことや，記憶をたどることができなくなっていることから，だれかが盗ったなどと，他の人のせいとし

て片づけてしまうことが多くなるのです.

これをもの盗られ妄想といいます.

それでは, あなたが探していたお金や通帳はどこへ行ったのでしょうか.
おそらく, いつもとは違う場所, 思いもよらない場所にきちんと片づけてあることでしょう.
決して, 外出先で落としたのでも, 家族のだれかが盗ったのでもありません.
あなたが, 大切に保管しなければいけないと強く思ったからこそ, 自分が覚えているいつもの場所ではいけないと考え, わかりにくい, いつもとは違う場所を探し保管したのだと思います.

ただ, ここであなたがもうひとつ自分自身で思わなければいけなかったことは, 認知症と診断を受けて, 自分は新しい記憶が覚えにくいということを思い出すことです.
新しい物事を記憶する力が落ちているのです.
あなたが, 長年覚えていた保管場所を変えたことでこ

の問題は始まってしまったのです．
おそらく，いままでどおりに同じ場所に保管しておけばこのようなことにはならなかったはずです．
記憶があいまいになり，時間や場所も揺れ動くなかで，自分にとって大切なものをきちんと保管しておきたいと思うあなたの気持ちは人として当たり前のことですから間違ってはいません．

でも，これからは慣れ親しんだ日常の決まり事を，不安だったとしても，簡単に自分ひとりで決めて変えることは控えなくてはいけません．
認知症と診断され，数え切れないことが心配となり，不安になることがあったときは，それを言葉に出してご家族にも話すようにしてください．
たとえば，「忘れることが多いからいっしょに見ておいて，聞いておいて」などと，できれば診断後早い段階から，あなたの身の回りのことをご家族に見ていて，知っていてもらえるように頼んでみてください．

そんなことをいわなくても，ご家族はそっと見守ってくださっているのですが，見守るという立場ではなく，

明らかにいっしょに取り組む，いっしょに決めるというわかりやすい立場で行動をしてほしいのです．
差し出がましいような気持ちになるご家族もいるでしょうし，あなたも遠慮してしまうでしょう．
でも，このようにすることで，あなたが忘れたこと，あなたが決めたことを信頼できる家族が覚えていてくれるという安心へとつながるのです．

最後に本人，家族の両方の皆さんへお伝えしたいことは，妄想の対象，ここでいうならお金を盗った犯人になってしまうのは，その多くが「より身近であり，より信頼している人」になることが多いのです．
複雑な理解になりますが，その場合は本人と家族が少し距離をおいた生活に切り替えなくてはいけないこともあるということを知っておいてください．

## 13 道に迷うことがあるかもしれません．

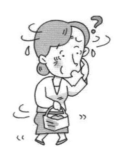

始まりは，なにかの事柄を思い出したり，なにかのことが気になったりして，それを解決するために歩き始めたのでしょう．

しかし，あなたはいまのことを忘れてしまったり，道順が思い出せなかったりという症状があるために，途中でなにを求めて歩いているのか，どこへ向かって歩いているのかがわからなくなるのです．

このときに歩くことをあきらめたり，だれかに尋ねたりできればよいのかもしれませんが，それもできません．

なぜなら，あなた自身がいま，とても困っているということを自分で自覚することができていないからです．

そして，遠く離れた場所まで何時間も歩いて行ってしまったりします．

そのあなたの行動を周囲のだれかが気づいて，家族が探しに出たりすることで安全が得られるのです．
なにか予兆のようなものがあるのか，なにかで防ぐことができるのか，それは明確にはわかりませんが，認知症と診断されたからといって，すぐにそんなことが起こると思っているのなら，それだけは間違った理解ですからやめてください．

ひょっとすると，買い物をしていてフッとした瞬間にどこにいるのかがわからない，という感覚に見舞われることが予兆であるかもしれません．
また，どこかへ行かなくては，と気持ちがかき立てられる感覚を強く感じることが前ぶれかもしれません．

そのようないつもと違う感覚を意識したら，まず，周囲の人に話しをしてみてください．
あなたが感じているものがなにかを正しく知ったうえで，あなたを見守ることにします．

それでも，あなたが道に迷ったなら，私たちも必死にあなたを探し，安全と安心を必ず届けたいと思います．
ですから，いまのあなたが，自分自身でできることは，自分の氏名，住所，電話番号を書いたものをいつも身につけることを習慣にしてください．
「そんな迷子札のようなもの，作って持っていられるか，馬鹿馬鹿しい」と思うことでしょう．
でも，まず，自分の安全は自分で守るという普通のことをするだけです．
これが，いまからできる準備なのです．

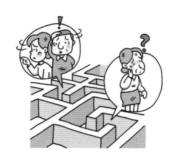

人に手をあげたり，ひどい口調で言葉を言い放ったりするかもしれません

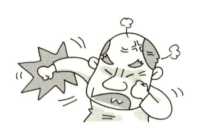

悲しいことですが，あなたの意志ではなく，症状や周囲の様子など，さまざまなことが絡まって，暴言や暴力という耳にしたくない言葉どおりの行動を起こしてしまうことがあるかもしれません．
そして，おそらくなのですが，あなたはそのことを起こしてしまったあとで，悲しみや苦しさ，つらい気持ちになるのかもしれません．

私たちはできる限り，そのような経験をあなたとあなたの家族がしないですむように，少しでも早くあなたの変化に気づき，未然に防げるように考えます．
ただ，それでもあなたが暴力や暴言を振るってしまっ

たときには，あなたとあなたの家族の安全を第一優先にみなさんを守りたいと思います．

私たちは，あなたの名前を大きな声で呼び続け，あなたが落ち着いてくれることを願いながら，あなたに負けないくらいの力を出すかもしれません．
その声や力が必ず通じ合う，ということをあなたといっしょに信じながら…．
あなたがいちばん辛いであろうこの様子が，あなたの身体に起きないように，毎日の暮らし方をいつもいっしょに考えていきましょう．

身体にいろいろな変調を
感じると思います

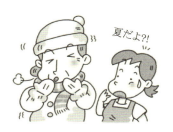

これから先のあなたは,暑くもないのに汗をかいたり,血圧が高くなったり,低くなったり,非常に不安定になったりすることがあるかもしれません.
また,胃腸の調子が悪くなって,排便の状態が下痢や便秘になったり,口のなかに違和感を感じたり,なにかしら身体がすっきりしないなど,さまざまな不調を感じることもあるかもしれません.

自律神経症状といって,このような身体的な変調を来すことがあることをしっておいてください.
あなたがこのことをきちんとしっていてくださることはもちろんですが,もしも不調を感じたときは,その

ときはすぐに家族や医師に話すようにしてください．あなたの不調が自律神経症状なのか，そうではなく，別の病気が起こっているのかという見極めを早くに行うことが必要だからです．
あなたが感じていることはあなたにしかわかりません．だからこそ，毎日の自分自身のベストな状態を自分でキャッチし，変化があれば声に出してだれかに伝えるということを必ず行ってください．
決して忘れてはいけません．

認知症と診断されてからは脳のことばかりに思いが向いていたでしょうが，あなたが自分で行う体調管理は大変重要なものになります．
なぜなら，身体的な不調や変化は，認知症の症状に非常に影響を及ぼしやすい要因だからです．

また，真夏の暑さのなかでも，寒さを感じて厚着をしたり，食事の味つけが薄く感じてしまったりすることもこれから先，あなたが経験することかもしれません．
おそらく，あなたは大汗をかきながらも寒いという感覚を感じているのだと私たちが理解しなければなりま

せんね.

ただ，あなたがそのように感じているということを尊重し，幾重にも重ね着をしたあなたの衣類をそのままにしておくことはできません.
また，味が薄いからと，調味料を多量につけることもできません.
この場合，私たちがあなたにすべきことは，いまの正しい状況を判断し，たとえ，あなたが訴えていることがまったく逆であったとしても，私たちの判断を優先させます.

あなたの安全や，場合によっては命を守るために必要ならば，あなたがいやがる対応を取るかもしれませんそのようなことがこれから先のあなたに起こるかもしれないことを知っておいてください.

自宅にいながら，家に帰りたいと
思うことがあります

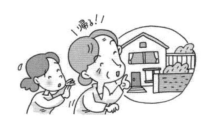

自宅にいるときに，なにかがきっかけとなり，あなたはあなたの頭と心に浮かんだ家に帰りたくなります．
それは，子どものころに住んでいた家かもしれませんし，嫁ぐ前の実家かもしれません．
その多くが，あなたの記憶の深いところから呼び起こされ，早く帰らなくてはいけないと思えてしまったのでしょう．

あなたのこの行動には，きちんとした理由もあり，つじつまが合っていますが，あなたの傍にいる家族や私たちは，何とかあなたに気がついてほしいと，伝え続けると思います．

もちろん，そのような言葉で，あなたの帰ろうとする行動が収まらないことはわかっています．

でも，どうにかしてわかってほしい，いまのあなたを取り戻してほしいと思うからこそ，いっしょに外に出て，ぐるりと歩いてからもう一度家に入ったり，あなたがここで生活していることがわかるような馴染んだ場所や物を見せたりします．

そして，なにかがきっかけとなり，普段のあなたを取り戻すことができると思っています．

毎日介護をされていても
だれかがわかりません

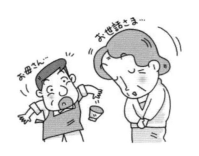

認知症にならなければ決して忘れることも間違えることもあるはずのないご家族のことを、正しく認識することができなくなることがあります。

たとえば、自分の年齢を20歳だと思っているから、目の前の50歳くらいの人が息子とは思えず他人と話すような言葉で話したりします.

ずいぶん優しくしてくれるけど、この人はだれなんだろう？　と不思議そうな表情をみせたりします.

周囲が「あなたの息子だ」というけれど、そのときのあなたの耳には届かないでしょう.

そのような状況が途切れ途切れにあなたに表れたり、

そう感じながら暮らす時間が少しずつ増えたりしていきます．

このときのあなたのご家族のつらさや悲しみを想像してみてください．
だからといってあなたが悪いわけでもないのは事実です．
認知症という病気は、このように長年の繋がりまでも切れてしまうかのようにつらい病状を示すことがあることを知っておいてください．

でも、だからといって，いままでの繋がりがすべて切れてしまうわけではないことをあなたがいちばんよくわかっていますよね．
あなたとあなたのご家族が暮らしてきた時間は事実であり、それは認知症の症状によって消えてしまうほど"もろい"ものではないことを，いまもう一度確かめてみてください．

いろんなものを集めてきたり，ほしい物を我慢することができません

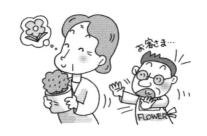

人はだれもが好みの色や形があったり、気になる物が目に入ると無性にほしくなったりしますね。
でも、同時にいま、それらは黙って持って帰ってよい物なのかどうかをあらゆる状況から判断し、時には我慢もします。
認知症になるとそれを抑制する力が弱くなることがあります。
そのことによって、自分がいまどのような行動を取ればよいのかという判断を正しく理解することができず、瞬間的に感じた「ほしい」というあなたの欲求だけで行動を起こしてしまうことがあります。
おそらく、周りからの注意やたしなめる声もあなたに

は届きにくく、周囲の人たちは、あなたが、身勝手な行動を起こしているととらえてしまいます。
もちろん、このような行動が重なるとご家族もその対処に困ります。
ですから、あなたに向かって厳しい言葉で怒ったり、行動を止めようと，必死になります。
それに対してあなたは、自分が何でこんなに怒られなければならないのかと悲しくなったり、投げやりになったりと、感情を荒立てることもあるでしょう。
このような大きな行き違いがあり、つらい関係になってしまう時期があるかもしれませんが、ひとつだけお伝えするとしたなら、あなたも、あなたのご家族もだれもが悪いわけではないということです。
あなた自身がこのような行動を起こしているのではなく、症状のために、あなたが動かされてしまっているということを理解してください。
本当のあなたの姿はなにも変わってはいないとご家族も私たちもわかっています。

汚れた物を隠したりします

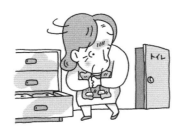

トイレの場所がわからなくて、我慢し切れずに下着を汚してしまったとしたら、何とかして迷惑をかけずに清潔にしようとだれもが思うのは普通のことです。
一刻も早く、人目につかない間に汚れた床を拭き、汚れた下着を履き替え、その下着を何とかしようと思うはずです。
ところが、ただでさえパニックになっているだろうこのときに、正しく落ち着いて行動をすることはなかなか難しいことです。
たとえば、床を拭く雑巾がすぐに見つけられず、近くにあったタオルで拭いたり、下着を洗おうと思っても、どこで洗えばよいのかがわからず、ただひたすら何と

かしたい、早く人目につかないように片づけたいとだけ思ったとしたら、ひょっとして近くのタンスにしまってしまうこともあるかもしれません。
そうして、ホッとしているうちに、下着を汚したこともそれをタンスの中に隠したことも忘れてしまい、時間が経ってしまうのです。

あなたは普通の気持ちとできる限りの判断を重ねて一生懸命に目の前のトラブルを回避しようと頑張ったのです。
ただ、その行動のすべてが正しい判断だったかというと、所々にほころびがあったのです。

後になり、汚れた下着をあなたか、あなたのご家族が見つけたときには大変な驚きやショックだということが予測されますが、それでも、この行動を振り返れば、あなたはトラブルに対して頑張って対処をしたことは事実なのです。

毎日同じ時間に同じような行動を
繰り返すことがあります

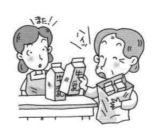

買い物に行くといつも卵を買ってくるとか、洗剤を買ってくるなど、人により買ってくる品物はいろいろですが、毎回欠かすことなく買ってくるという行動が繰り返されます。

おそらくその品物はあなたにとって大切な物だったり、いつも気に止めて買っていた身近な品物なのかもしれません。

昨日買ってきたことを忘れていれば、必要と思ったり、好む物を買ってきたりすることは当然のことです。

また、いつも同じ菓子パンを買って食べていたり、必ず決まった時間に雨戸を閉めたりと、ある認知症の症状によって、あなたが同じ時間や事柄など決まり事の

なかで生活をするようになることもあります。

いずれにしても、これらすべてがあなたに起きている認知症の症状のひとつなのです。
あなた自身で決まり事を止めたり、変化をさせるというコントロールができず、ご家族も困ってしまうかもしれません。

周囲からはあなたの生活が決まり事という縛りから少しでも解放されることができるようにさまざまな関わりを考え、あなたに接していこうと思います。
それが、そのときのあなたにとってみればリズムが崩れ、一時的に生活の邪魔をされているかのように感じるかもしれません．
しかし、私たちはあなたにとって最善の暮らしをしてほしいと思いながら、接しています。

きっとその思いがあなたに届くと信じて…。

あなたのなにかが悪いから認知症になったのではありません．

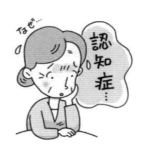

なにが悪くてこうなってしまったのだろう，と何度も何度も考えていることでしょう．
しかし，認知症になったことに，あなたが負わなくてはいけない責任はありません．
だれもがなる病気であり，たまたまその病気にあなたがなってしまったのです．

だから過去の自分を悔やんだり，責めたりすることはやめてください．

これから先，あなたはこの病気を正しくとらえ，そしてあなたがあなた自身を支えなければならないのです．

逃げたり，投げ出したりしたならば，それこそが，あなたが悪いという結果になってしまいます．
たとえ病気が進行したとしても，病気を正しく知り，周囲にいる人たちがあなたをしっかりと支えていること，また，あなたが支えられながら歩んでいることを確かめてください．

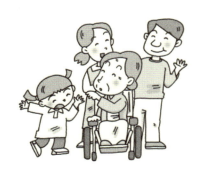

## 認知症になってもできることは たくさんあります

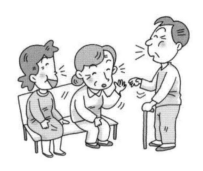

認知症になったら明日からのあなたの生活はすべてにおいて止まってしまうでしょうか。
たとえどれだけつらくても、朝になりこれから先もあなたはあなたの人生を歩んでいくはずです。
そして、その1日1日が、失っていくだけの毎日なのではありません。
新しいことへのチャレンジや新しい人との出会いなど、たくさんのことがこれから先も繰り広げられていきます。

できなくなったことと同じ数だけできることを考えていけばよく、必ず、できることはありますし、それは

続いていきます。
認知症になったからできなくなったと諦めてしまうのはまだまだ早いのです。

いまからはあなたにとってのできることをきちんと探し当て、あなたのご家族や周りにいる友人、たくさんの人々に話して、行動してみてください。
なにかを大きく変えなくてはいけないと気負うのではなく、これからも毎日を精一杯生き続ける決意からはじめてみませんか。

これも大切な、あなたにしかできない「できること」なのです。

工夫しだいで何とか
できるものです

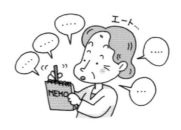

これからのあなたの生活にとって非常に必要になることは、さまざまな工夫です。

覚えにくいからメモをしておくこと、わかりやすく整理をすること、周囲に自分の気持ちを伝えるように努めることも工夫になりますね。
そのあなたの工夫があることで、できなくなったことが、また、できるようになったり、少し形を違えてできたりするのです。

そして、周囲を見わたしてみてください。
あなたの近くにあなたとともに工夫をしてくれる人、

アイデアを考え出してくれる人が大勢いることに目を向けてください。

そして、共に一歩を踏み出してみてください。

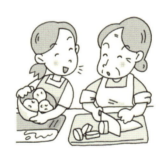

## これから先もあなたは生きていくのです

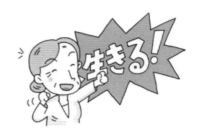

認知症と診断をされたからと言って，人生が止まることはありません．

確かに，あなた自身とあなたを取り巻く人々や事柄に変化はあるでしょうが，生きていくことが止まることはないのです．

他人事，きれい事としか受け取れないかもしれませんが，あなたはあなた自身として，これから先も生きていくのです．

ご家族の気持ちを
理解します

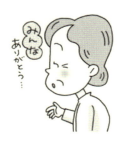

ここまでは病気の理解を正しくするために読み進めてきましたね。

最後にもうひとつ、ご家族の気持ちを理解するということをあなたは決して忘れてはいけません。

まず、ありがとうの言葉を伝えて、そこから先は毎日の暮らしのなかで、お互いが言葉や姿で感情を表現し、わかろうと思い合いながら進んでください。

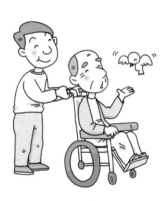

わたし「認知症」だと言われてしまいました
─────────────────────────────
2016年4月15日　第1版

定　　価　　本体1,000円＋税
著　　者　　藤本　直規，奥村　典子
発 行 者　　吉岡　正行
発 行 所　　株式会社　ワールドプランニング
　　　　　　〒162-0825　東京都新宿区神楽坂4-1-1
　　　　　　オザワビル 2F
　　　　　　Tel：03-5206-7431
　　　　　　Fax：03-5206-7757
　　　　　　E-mail：world@med.email.ne.jp
　　　　　　http://www.worldpl.com
　　　　　　振替口座　00150-7-535934
イラスト　　寄國　聡（有限会社ビッグバン）
印　　刷　　三報社印刷株式会社
─────────────────────────────
© 2016, Naoki Fujimoto & Noriko Okumura
ISBN4-978-4-86351-111-8